AF343780

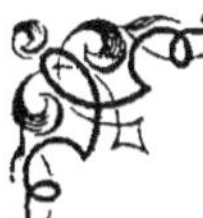

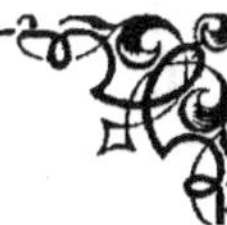

ÉTRENNES DE 1876

CONSEILS

D'UN CENTENAIRE

A SES ENFANTS ET PETITS-ENFANTS

ou

l'Art de conserver Santé, Force et Beauté

Prix : **50** Centimes

TIRAGE :

6,000

Exemplaires

GARANTIS

DISTRIBUÉS

GRATUITEMENT

dans les

HOTELS, CERCLES

et principaux Cafés

CHEZ TOUS LES LIBRAIRES

1876

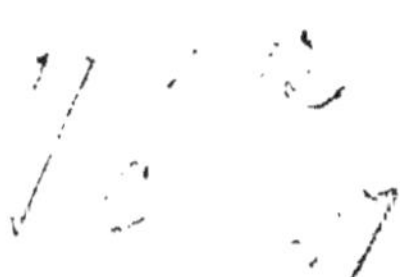

PARIS MAISON DU PONT-NEUF PARIS

MISE EN VENTE DES VÊTEMENTS D'HIVER

PARDESSUS croisé, étoffe mousse, triple épaisseur, col velours soie, coupe et façon des grands tailleurs **19ᶠ** | **L'ELBEUF** VÊTEMENT COMPLET Coupe très élégante, étoffe fantaisie de différentes couleurs. **29ᶠ**

PARDESSUS reversible bordé drap, forme droite ou croisée, cols velours, **22**
PARDESSUS Etoffe **ratine**, doublés satin laine forme croisée, cols vel. soie, **28**
PARDESSUS Etoffe **ondulée**, bordés drap ou piqués, doublés laine, cols velours soie............ **35**
PARDESSUS Etoffe **chinchilla**, forme croisée, doublés laine, cols vel. soie... **42**
PARDESSUS belle qualité **Elbeuf** frisé ou ondulé, toutes nuances, doublés laine, **48**
PARDESSUS étoffe **mousse**, gros boutons double face, cols velours soie.. **55**
PARDESSUS EDREDON noir uni, doublés laine, à **32**, **35**, **40**, et **48**
JAQUETTES Etoffe sablée, pointillée et mélangée, doublée laine............ **26**
(Gilet pareil, 8 fr.)
JAQUETTES Etoffe édredon, mélangée de soie, doublées laine............ **32**
(Gilet pareil, 8 fr.)

MAC-FARLANES très belle ratine, reversible, bordés drap ou piqués, cols velours............ **22**
MAC-FARLANES Etoffe **Moskowa**, piqués ou bordés, cols velours ou pareils **29**
MAC-FARLANES Etoffe **mousse** grosse frisure double face, piqués ou bordés, cols velours ou pareils............ **45**

VESTONS D'APPARTEMENT, ratine ou molleton, **7, 12, 14, 22**.
VESTONS ratine Etoffe reversible bordés ou piqués, cols velours............ **19**
VESTONS Etoffe ondulée et frisée, doublés entièrem. tartan, bordés ou piqués **22**
VESTONS Etoffe mousse très belle qualité Elbeuf, bordées ou piqués, doublés laine, col velours............ **32**

HABITS ou **REDINGOTES** drap noir Sedan doublés satin............ **25**

HABITS ou **REDINGOTES** drap noir Sedan fin, doublés satin............ **32**
PANTALONS très beau drap, cintrés aux jarrets, poches gousset ou coutures **12**
PANTALONS belle nouveauté Elbeuf cintrés aux jarrets, poches gousset ou dans la couture,............ **17**
PANTALONS qualité supérieure Elbeuf, coupe droite ou cintrée............ **22**
PANTALONS SATIN NOIR SEDAN très bonne qualité............ **13**
PANTALONS TAUPELINE NOIR SEDAN, très belle qualité........ **18**
PANTALONS SATIN TRIPLE BROCHE NOIR SEDAN, qualité supérieure... **22**
ROBES DE CHAMBRE peluche ouatées doublées............ **12**
ROBES DE CHAMBRE peluche double ouatage............ **15**
ROBES DE CHAMBRE Etoffe tartan capitonnées et doublées laine....... **19**

ENFANTS COSTUME COMPLET drap fantaisie toutes nuances à 6, 7, 8, 10, 12, 14, 16, 18, 20, 22 fr.
PARDESSUS ratine et ondulée à 7, 9, 11, 13, 15, 17, 19, 20, 22 fr.
JEUNES GENS COSTUME COMPLET belle nouveauté Elbeuf à 18, 22, 25, 29, 32, 35, 42, 45 fr.
PARDESSUS mêmes étoffes que pour les hommes, à 15, 18, 20, 22, 24, 27, 29, 32 fr.
PANTALON Nouveauté Elbeuf à 9, 11, 13, 15, 17, 19 fr,

CONSEILS
D'UN CENTENAIRE

A SES ENFANTS & PETITS-ENFANTS

OU

l'Art de conserver Santé, Force et Beauté

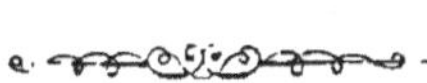

La pureté des mœurs (j'entends par là une grande sobriété en toute chose), est la condition principale, car, tout excès, tout désordre, conduisent infailliblement au néant. C'est la goutte d'eau tombant sur la pierre.

Le corps humain est ce que l'on appelle vulgairement une machine animée par un esprit immortel, fabriquée par une main toute-puissante. On ne peut donc supposer que cette machine dût être si légèrement ou si peu judicieusement composée qu'elle pût être dans le cas de se trouver décomposée en un très court espace de temps. Cela ne pourrait guère s'allier avec la nature de l'homme regardé comme

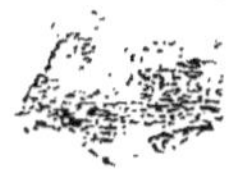

créature raisonnable, soit avec cet art et cette sagesse qui éclatent dans la composition du corps humain.

Les infirmités et la mort même ne sont pas attachées au corps par le vouloir de Dieu, ou, si l'on aime mieux, par la loi de la nature ; ils proviennent des déréglements et des vices des hommes qui, naturellement, portent en eux les semences de la mort. Ce n'est donc pas la Providence, mais nous seuls, qu'il faut accuser.

Il est incontestable que nous ne pouvons avoir aucun espoir d'immortalité physique, pas même celui de prolonger nos jours jusqu'à trois ou cinq cents ans. Il n'en est pas moins vrai qu'il n'est aucune période fixée par la nature, ni même de loi positive et dont l'effet soit inévitable, qui attache la vieillesse et les infirmités à un certain nombre d'années ; mais qu'il est très possible, et même très praticable, qu'un homme puisse prolonger son existence bien au-delà du terme moyen, sans même se ressentir des incommodités ordinaires de l'âge.

Tous les sages sont convenus que la nature, qui s'est manifestée dans l'ordre de toutes choses, agit toujours uniformément et assigne une période propre à toutes choses créées. SALOMON a dit : « Il est un temps pour naître et un temps pour mourir (1) ».

HIPPOCRATE : « L'art est long et la vie est courte (2) ».

Si l'on ne règle pas sa vie avec sagesse, la machine humaine, constituée de manière, non-seulement à croître et arriver à la perfection, mais aussi à décroître, parviendra insensiblement à sa fin, parce que le feu divin qui l'anime s'affaiblira par degrés.

(1) *Ecclésiaste*, III, 2.
(2) *Aph.*, I.

Mais, comme le dit fort sagement ARISTOTE : « Dieu n'ayant fait rien en vain, » on pourra remédier aux excès en faisant usage de la *Liqueur des Centenaires*. Dépôt, 282, rue Saint-Honoré.

La majeure partie du public s'écriera certainement qu'il faut être fou pour s'arrêter un seul instant à cette étiquette, et que cette liqueur n'est très probablement qu'une attrape... qu'il n'existe pas sous le soleil de substance capable d'allonger l'existence au-delà du terme moyen ordinaire.

Pourquoi pas? puisqu'il y a des plantes qui donnent la mort, je ne vois pas de motif pour qu'il n'en existe pas dont l'usage fréquent maintienne en bonne santé, reconforte un estomac débile, entretienne la circulation du sang et prolonge la vie jusqu'à sa plus extrême limite, et c'est là le cas de la liqueur en question, — secret retrouvé des anciens Egyptiens, dans un vieux manuscrit, écrit en lettres d'or sur papyrus, — dont font usage depuis plus d'un demi-siècle les deux magnifiques vieillards — *ces Centenaires?* — dont s'entretenait toute la presse il y a quelques mois, ainsi que M. de Waldeck, cet artiste distingué mort tout récemment à l'âge de cent neuf ans, et le protégé du *Figaro*, le *Père Lacroix*, âgé de cent un ans qui, malgré une vie de labeurs et de privations, est encore dans la plénitude de toutes ses facultés ; prise avant le repas, elle constitue un apéritif très supérieur, très efficace, et après le repas un digestif fort agréable.

Son goût ne rappelle aucune des liqueurs existantes ; aussi doit-on se méfier de ce qui flatte le palais et avoir le courage de sortir de la routine.

On m'objectera peut-être qu'il y a déjà dans le commerce des élixirs de longue vie, etc.; qu'on vend toutes sortes de liqueurs ayant la prétention de posséder la propriété de faire vivre jusque : *ad vitam æternam*, etc., quoiqu'il n'en faille pas moins recourir aux médecins, etc., etc. Sans doute et c'est incontestablement la conduite la plus sage qu'on puisse tenir, dès que l'on se sent souffrant. Mais si l'on a soin de restituer au corps la parcelle vitale, à mesure qu'il la perd, on retarde l'arrivée de la maladie, et l'on conserve, jusqu'à un âge très avancé, la libre et parfaite jouissance de ses facultés.

C'est en vertu de ces principes que les anciens, les philosophes hermétiques, se conduisirent et arrivèrent à un âge fabuleux; si l'on en croit Nuisement, Mercure Trismégiste et Arthéphius vécurent chacun plus de mille ans.

Crinot, philosophe allemand, et Henry de Lintaut, disent que Xophar, roi d'Egypte, prolongea sa vie jusqu'à 300 ans par l'usage de son or potable.

Pline affirme que dans la seule ville de Parme, il s'est trouvé deux hommes de cent trente ans, et trois de cent vingt ans, lorsque certaine taxe y fut établie, ainsi que de bien plus âgés encore dans plusieurs autres villes d'Italie, et surtout à *Ariminium*, où un certain *Marcus Aponius* avait alors *cent cinquante ans*.

Il prétend en outre (*Histoire naturelle*, liv. VII, ch. XIV)., que *Asclepiades*, le fameux physicien Persan, parvint aussi à *cent cinquante* ans, et que *Marcus Valerius Corvinus*, Consul romain, fut célébré dans la vie privée par Caton l'ancien, et Corvinus avait alors *cent ans passés*.

D'après *Averroès*, *Rhasis*, médecin arabe, vécut *trois cent trente-cinq ans*.

Gallien mourut à *cent quarante ans*, et le *grand Hippocrate* à *cent quatre ans*, selon Soranus d'Ephèse.

Attila, roi des Huns, qui régnait dans le cinquième siècle, et qui fut surnommé le fléau de Dieu, avait atteint *cent vingt-quatre ans*, lorsqu'il mourut des excès de la nuit de son second mariage avec une des plus belles princesses de ce siècle. (BONSINIUS, *Histoire de Hongrie*, liv. II, page XV.)

Sophocle, le fameux poète tragique grec, vécut *cent trente ans* ; *Démocrite* le philosophe, *cent quatre* ; *Euphranon* enseigna à ses disciples jusqu'au-delà d'un siècle, et tous ces hommes illustres sont loin d'être comparables à *Epiménides de Crète*, qui, suivant le témoignage de THÉOPOMPE, historien non suspect, a vécu au-delà de *cent cinquante-sept ans*.

Piastus, qui de simple paysan, devint roi de Pologne en 824, vécut *cent vingt ans*, et gouverna son royaume avec tant d'habileté jusqu'à sa mort, que sa mémoire a joui longtemps de la plus haute vénération parmi ses compatriotes. (*Herbert de Fruttin*, liv. I, page 13, et HARNOCH, liv. I, II, page 68, etc.

Il s'est trouvé dans le Bengale, un paysan qui avait plus de *trois cent trente-cinq ans*, et qui, après avoir été très longtemps pensionné par les souverains de son pays, obtint de leurs vainqueurs, les *Portugais de Cambaja*, la continuation de sa pension. (BARTHOL., *Hist. annat.* cent. v. *Hist.* XXVIII, page 46.

Un prêtre, *Vincent Coquelin*, mourut à Paris en 1664, à l'âge de *cent douze ans*. (*Mémoire de Paris*, page 197.) *Laurence Hutland*, a vécu dans les *Orcades* jusqu'à *cent soixante-dix ans*. (BUCHAM, HIST.) *Jacques Samds*, sujet anglais, est mort à la fin du dix-septième siècle *à cent quarante ans*, et sa femme à *cent vingt*. (HAKEWILL'SAPOL, liv. III, col. 1, page 166.)

Rudbekius (page 396), dit qu'il est très commun en *Suède*, de rencontrer des hommes au-dessus de *cent ans*, et affirme, d'après les registres de mortalité, signés par son frère qui était évêque, que dans la médiocre étendue de douze paroisses, il était mort en l'espace de trente-sept ans, 232 personnes entre cent et cent quarante ans. Dans la Diète assemblée par la reine Christine, le plus hardi et le meilleur orateur de l'ordre des paysans était plus que centenaire.

Les cas de longévité sont infiniment moins rares qu'on ne le croit généralement. S'il me fallait faire ici l'énumération de tous ceux qui, dans le passé et dans le présent, sont arrivés à cet âge dans tous les pays : en Afrique, dans l'Amérique septentrionale, en Russie, en Pologne, etc., etc., je n'en finirais pas et l'on ne voudrait pas me croire.

Mais il est incontestable que si l'homme avait le courage de s'assujettir, de bonne heure, à un régime aussi sain qu'excellent et parfaitement en rapport avec sa constitution, il pourrait atteindre au dernier degré rigoureusement fixé par la nature, qui, suivant les calculs de la statistique, était, à Paris, vers 1765, selon Voltaire, de vingt-deux à vingt-trois ans; selon le baron Charles Dupin, de vingt-huit à trente-deux ans, en 1840, et qu'aujourd'hui les statisticiens évaluent à trente-quatre ou trente-cinq ans. Quelques physiologistes contemporains prétendent même qu'en raison du progrès de la science médicale et des études sur l'hygiène, elle pourrait être de cent vingt à cent cinquante ans, sans infirmités, surtout si on tient compte du climat, car il en est qui exercent une influence des plus salutaires. Par exemple, dans *La Floride*, on a vu, au siècle dernier, mourir un prince indien, dans la force de toutes ses facultés, qui se rappelait fort bien d'y avoir vu arriver les Espagnols, et qui par conséquent devait avoir plus de *deux cents ans.*

Haller, le célèbre physiologiste Bernois est assez de cet avis. « L'homme, dit-il, croît durant vingt ans... il sera plus difficile de définir le nombre des années de la vie. Si cependant les animaux voient leur vie se prolonger pendant un espace de temps octuple de leur croissance, comme le bœuf et le cheval, le terme de la vie humaine ne restera pas beaucoup en deçà de la durée du second siècle; et l'histoire ne s'y oppose pas; » et à l'appui de cette phrase remarquable, Haller cite des hommes qui sont devenus plus que centenaires, et particulièrement Thomas Parr « lequel certainement, en raison de la constitution de son corps, eût pu vivre au-delà de cent cinquante-deux ans que dura sa carrière. » Il cite encore Henri Jenkins qui vécut cent soixante-neuf ans.

Il résulte de ce passage que, dans l'opinion d'Haller, la durée de la vie normale devrait être de cent soixante ans.

Thomas Parr, d'après Harvey, était devenu fameux par son grand âge, le roi Charles Ier manifesta le désir de le voir; « il fut amené à Londres par le très honorable Thomas, comte d'Arundel et de Surrey, et y mourut, après avoir vécu sous plus de neuf princes, dans la dixième année du dixième d'entre eux, à l'âge de cent cinquante-deux ans et neuf mois.

Que faut-il pour devenir centenaire? Ah!... bien des choses... et en quelque sorte rien. Tout simplement une conduite sage, réglée, au physique et au moral... matériellement et spirituellement. C'est une QUESTION D'INTELLIGENCE HYGIÉNIQUE.

Quand je fais de la longévité une question d'hygiène, on n'en doit pas conclure pourtant que tous les centenaires aient été d'une grande sobriété.

Ainsi Politiman, le chirurgien qui mourut en octobre 1825, en Lorraine, à l'âge de cent quarante ans et opéra la veille de sa mort une vieille femme dévorée d'un cancer, n'était rien moins que sobre. M. Lostin dit « qu'il n'avait jamais été soigné ni médicamenté, à moins qu'on ne considère comme une médecine quotidienne l'habitude qu'il avait contractée, dès l'âge de vingt-cinq ans, de s'enivrer chaque soir, après avoir consacré la journée aux opérations de son art. »

Peut-on avoir rien de plus curieux que l'épitaphe de ce cultivateur irlandais mort dans le comté de Cornouailles.

« Sous cette pierre, gît Brown qui, par la seule vertu de la bière forte, sut vivre cent vingt hivers. Il était toujours ivre et si redoutable dans l'ivresse, que la mort même le craignait. Un jour que, malgré lui, il se trouvait à jeun, la mort, devenue plus hardie, l'attaqua et triompha de cet ivrogne sans pareil. »

Jacques Donald, autre Irlandais, qui mourut dans les environs de Cork, en 1751, à l'âge de cent quatorze ans, mangeait à chaque repas quatre livres d'aliments solides et buvait des liqueurs fermentées à proportion. Il est vrai qu'il avait un grand corps à alimenter, car sa taille était de plus de sept pieds de haut.

Patrice O'Niel, mort vers la fin de 1764, à l'âge de cent trente-neuf ans, avait été marié sept fois; il avait cent seize ans, lors de son dernier mariage avec une fille de la famille O'Connell. Il avait servi comme militaire jusqu'à l'âge de quatre-vingt-seize ans. Il ne se nourrissait que de

végétaux et ne buvait que de la bière, déployait une activité
incessante, se levait au petit jour et se couchait à la tombée
de la nuit.

Le 23 octobre 1789, on annonça à l'Assemblée nationale
qu'un habitant du Jura, Charles-Jacques Juratien, dit Ja-
cob, âgé de cent vingt ans, sollicitait l'honneur d'être introduit devant les représentants de la nation, pour les remer-
cier, de la part des serfs ses compatriotes, de leur avoir
rendu la liberté.

Le vieillard fut introduit. L'Assemblée se leva, honneur
qui n'avait encore été accordé à aucune députation. Juratien s'avança, conduit par sa famille, s'assit dans un fauteuil
et se couvrit. La salle retentit d'applaudissements.

Le patriarche retourna dans les montagnes et mourut à
l'âge de cent vingt-cinq ans, à Saint-Julien, arrondissement
de Lons-le-Saunier.

Dans l'église des Jacobins, à Toulouse, on lisait l'inscrip-
tion suivante sur un tombeau :

« Arrêtez-vous un moment, passant, et lisez ce qui suit :
Ci-gît, Mandinelli, qui a vécu cent vingt ans, il en avait
passé soixante-dix avec la femme dont il avait eu vingt-
quatre enfants. Il est mort l'an 1565. Voilà ce que je vou-
lais vous apprendre, crainte que vous ne l'ignoriez; conti-
nuez votre route et priez. »

Le moindre trouble moral amenant une perturbation physique, on doit éviter avec soin, autant que faire se peut,
toute contrariété, toute secousse, et c'est pour arriver à ce
résultat qu'on doit s'imposer une ligne de conduite et la
suivre rigoureusement.

Il est des choses, me dira-t-on, qui semblent du domaine
de la fatalité et qu'on ne peut éviter; c'est une erreur.

Méditez donc ce principe de Buffon : « L'homme qui ne meurt point de maladie vit partout quatre-vingt-dix ou cent ans. » Job, ce grand prophète, n'a-t-il pas dit : « *In manu omnium hominum Deus signa posuit ut noverint singuli opera sua.* » « Le Seigneur a mis comme un sceau dans la main de tous les hommes afin qu'ils reconnaissent leurs œuvres. — *Job*, ch. XXXVII, v. 7. »

. Puisque dans nos mains se trouve le secret de notre existence, le stigmate ou signe précurseur dénotant le germe de telle ou telle maladie, pourquoi ne pas aller les tendre à mademoiselle Alberti, que le *Figaro*, dans son numéro du 28 février 1868, surnommait le *Moïse de notre époque*. Moïse qui disait aux Israélites : *Erit quasi signum in manu tua.* Mais il n'y eut pas que ce grand législateur qui nous donna des preuves éclatantes de l'existence de la chiromancie ; Joseph, Josué, David, Salomon et les autres Hébreux, étaient, au rapport de plusieurs, très versés en cette science.

. Peut-on trouver une preuve plus éclatante que celle que nous fournit le prophète Isaïe !

« *Vitam*, dit-il, *vitam manus tuœ invenesti, propterea non rogasti.* »

Cette science était si familière à César, que voyant la main du faux Alexandre qui se disait fils d'Hérode, il le traita d'imposteur, le démasqua publiquement parce qu'il n'y apercevait aucun signe de noblesse et de royauté.

Il est incontestable que ce sera une fortune pour la science que le Traité de chiromancie que Mademoiselle Alberti ne peut guère tarder à livrer à la publicité, car cette femme si supérieure à tous égards, ne saurait engendrer de confusion. « C'est elle, dit le *Figaro*, *qui conseillait au prince*

*de Beauveau de redouter les armes à feu, et, ces jours
derniers, le prince était mortellement blessé par un revol
ver qui tombait de sa poche.* Voilà, ajoutait-il, un événe-
ment qui va faire courir tout Paris, 19, rue Chaptal. » Chacun sait que c'est dans cette maison, au premier au-dessus
de l'entresol, que demeure depuis huit ou dix ans, la fameuse
chiromancienne. Un journal conseillait même dernièrement
de se munir d'un rat-de-cave pour monter chez elle parce
que son escalier, un vrai casse-cou, est d'un sombre !!!

Sans aller chercher mes exemples bien loin, disait le
Figaro dans son splendide article du 28 février 1868, ayant
pour titre : INDISCRÉTIONS PARISIENNES, *Mademoiselle Alberti :*

« La célèbre Pythonisse a prédit mot pour mot, à l'un de
ses fidèles, Son Excellence Kalyl-Pacha, sa déveine au jeu
et son accident de voiture, etc., etc., etc. Il y trois ans,
affirmait encore le même journal, un sceptique, cédant aux
incessantes prières de sa moitié, la conduisit chez Mademoiselle Alberti. La consultation fut donnée et la dame sortit
enchantée. Tandis que le mari payait la séance :

— Vous ne me demandez rien, Monsieur? dit la prophé-
tesse qui examinait, sans en avoir l'air, la main de l'in-
crédule.

— Moi? Mademoiselle, fit celui-ci, je professe pour vos
« menées » le mépris le plus complet.

— Eh bien! Monsieur, je veux répondre à votre... ru-
desse par un conseil : méfiez-vous des omnibus !

— De l'impériale ou de l'intérieur?

— Je ne plaisante jamais, Monsieur.

Une heure après, le sceptique expirait écrasé. En traver-
sant le boulevard au niveau de la rue de Richelieu, le mal-

heureux avait trébuché et les roues d'une des voitures faisant le service entre la Bastille et la Madeleine, lui étaient passées sur le corps. »

Je cueille aussi ce qui suit dans un article de la *Vie parisienne*, ayant pour titre : MADEMOISELLE ALBERTI, n° *du 19 février 1870.*

« Faut-il l'avouer? J'en sors confondu ! Plus d'un esprit fort doit s'être dit également, en consultant Mademoiselle Alberti, ces paroles de Saint-Rémi à Clovis : « Baisse la tête, fier Sicambre ! »

» Comme Saint-Thomas, il faut bien croire après avoir vu, après avoir touché la vérité du doigt. Ce n'est pas du fond d'un puits qu'elle sort, mais du creux de ma main. Bien opposé à l'égoïste Fontenelle qui disait que, s'il avait les mains pleines de vérités, il se garderait bien de les ouvrir; moi, au contraire, je les ouvre sans crainte; elles prouvent que le jour n'est pas plus pur que le fond de mon cœur.

» Vous souriez, Madame ? Cependant, avouez-le franchement, vous hasarderiez-vous, en présence de votre mari, à montrer votre jolie menotte à Mademoiselle Alberti?

» C'est que, pour la nouvelle Lenormant, votre conscience est un miroir; elle lit dans votre main comme dans un livre ouvert; les moindres lignes lui apprennent toute votre vie; sa volonté, le Destin, ce vieillard inflexible, devient un Géronte babillard, capable de tous les commérages; il décachette les correspondances de l'avenir et les divulgue sans hésitation ni scrupule. Mademoiselle Alberti vous rappelle à la mémoire vos actes les plus insignifiants d'hier et d'aujourd'hui; elle vous met devant les yeux le passé, le présent et l'avenir. Les lignes de votre main, qui pour nous șont comme les lettres mystérieuses d'un grimoire indéchiffrable, lui apparaissent lumineuses. Il y a de quoi pâlir en reconnaissant le don d'intuition de l'habile chiromancienne.

» En l'écoutant, on se prend à croire qu'elle vous a suivi pendant tout le cours de votre existence.

» — Seriez-vous donc l'ange que Dieu mit à notre côté pour observer nos faits et gestes? m'écriai-je avec enthousiasme, après avoir écouté l'énumération de mes actions les plus cachées.

» — Je n'ai pas si noble origine, me répondit en souriant Mademoiselle Alberti; l'étude m'a seule enseignée le peu que je sais, — le peu est modeste! — ce n'est rien auprès de ce que cette science peut encore nous apprendre en progressant.

» En rentrant chez moi, ma stupéfaction fut à son comble : des lettres de Suisse et d'Angleterre m'annonçaient, mot pour mot, les événements qui venaient de m'être prédits, etc., etc., etc. »

Chacun sait aussi que c'est Mademoiselle Alberti qui a annoncé la chute de l'Empire, la guerre et ses conséquences, la Commune, l'incendie de nos monuments, etc., etc., etc., ce qui lui a valu les rigueurs de la préfecture. M. Piétri voulut la faire arrêter et expulser de France en mai 1870 ; ce fut M. Jules Favre, alors dans toute sa gloire, qui la tira d'embarras ; mais elle ne rouvrit son cabinet qu'après la Commune et même en 1873, je crois, ce qui n'empêcha pas le *Tam-Tam* d'oser insérer dans son numéro du 1er août dernier que « Mlle Alberti avait joué un rôle politique sous Piétri, son ami. » On conviendra que M. Piétri avait une singulière façon de manifester sa reconnaissance. *M. Commerson, le rédacteur en chef dudit journal, qui sait si bien colomnier les gens,* surtout les **femmes,** *s'est bien gardé d'insérer la lettre de rectification que cette demoiselle lui a adressée, le 4 du même mois, par le ministère de maître Pinel, huissier, 33, faubourg Montmartre.*

On n'en finirait pas avec les histoires de jeu, dit la *Vie Parisienne,* dans son numéro du 4 octobre 1873, et il faut entendre le marquis de M... raconter celle-ci :

« En proie, dit-il, à une déveine persistante, je fus poursuivi tout à coup par l'idée fixe que j'allais faire sauter la banque ; me rappelant qu'un jour, sur les indications d'Alberti, j'avais eu un gain prodigieux, je courus chez elle, espérant trouver la fameuse pythonisse tout à fait de mon avis.

» — Ce sont vos louis que vous allez faire sauter, me dit-elle, tenez-vous tranquille ; car, si vous ne m'écoutez, vous y perdrez votre dernier centime. Malgré cela, je partis le lendemain et fus décavé en un clin d'œil. J'engageai chaîne, montre, épingle, etc., etc. Bref, il me resta, pour revenir à Paris, juste la somme nécessaire pour prendre un billet de troisième. Jugez si j'étais à l'aise dans cette boîte ! J'étouffais, je mets la tête à la portière, un coup de vent m'enlève mon chapeau et me voilà forcé, les poches vides, de rentrer chez moi tête nue, au grand ébahissement de mes domestiques qui me croient devenu fou. »

PREMIÈRE ENFANCE

Pour conduire à la puberté, c'est à la jeune mère que nous allons nous adresser.

D'accord avec la médecine nouvelle, nous ne voulons plus de nourrices mercenaires, vendant leur sein. On n'est jamais certain, quelque précaution qu'on prenne, de rencontrer de sérieuses garanties, on sait le danger d'une mauvaise nourrice, dont le sang vicié peut troubler l'organisation pour toute l'existence. Donc, pour la mère qui ne peut nourrir elle-même, nous lui donnons le conseil d'avoir recours à la nourrice artificielle : le biberon.

ALIMENTATION

Il est de toute nécessité de régler la nourriture des enfants à la mamelle, non-seulement pour la nature des aliments, mais aussi pour l'ordre de leurs repas. C'est le seul moyen de les rendre forts et vigoureux.

PREMIERS VÊTEMENTS

La première et la plus importante de toutes les règles à observer à leur égard, pendant les trois premières années de leur existence, c'est de les garantir des atteintes du froid, source d'une foule d'incommodités plus ou moins dangereuses : il est urgent de proscrire cette mode extravagante en vertu de laquelle on se fait un jeu d'exposer à demi-nus les tous jeunes enfants à l'air extérieur, par les temps âpres, sous le vain et ridicule prétexte de les acclimater aux intempéries des saisons.

Que penserait-on d'un jardinier qui aurait la prétention d'acclimater une plante tropicale, et qui, pour ce faire, l'exposerait, en plein hiver, à la rigueur des temps?

Sous le ciel brumeux et glacé de la Grande-Bretagne, où les enfants, dès leur bas âge, sont soumis, dans un état de demi-nudité, à l'influence de l'air libre, les affections pulmonaires et scrofuleuses se propagent et désolent, sans distinction de rang, toutes les classes de la population anglaise.

Je ne prétends pas pourtant qu'il faille les tenir constamment enfermés et les couvrir outre mesure, non, car ce serait alors tomber dans l'excès, mais que le corps de l'enfant soit maintenu dans un juste équilibre de température.

Quant à la nature des vêtements dont il convient de recommander l'usage, je ne puis guère établir de règle uniforme, l'âge, la constitution, le climat, la saison sont autant de circonstances dont il faut tenir compte ; mais si l'on s'adresse à Mme Ewrart, 65, rue de Provence, on sera suffisamment édifié sur ce point.

PREMIÈRE MÉDICATION

Il est évident, et tout le monde en conviendra, que si l'on met obstacle à la répartition régulière du sang dans le réseau veineux, on déterminera, à la longue, un refoulement de ce fluide vers les viscères, et les congestions cérébrales, le croup, le faux croup, les engorgements, des glandes, des poumons, etc., et les rhumes en seront la conséquence.

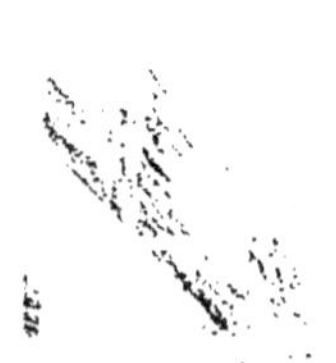

S'abstenir de bercer les enfants par des mouvements violents ou saccadés, de les faire sauter brusquement dans les bras ; en un mot, d'éviter tout ce qui est susceptible d'irriter la sensibilité des organes ; il arrive souvent que l'excitation provoquée dans quelque organe essentiel se répercute sur les mâchoires.

S'il se manifeste un léger symptôme d'indisposition, lui faire garder la chambre, commençât-il à se sentir tourmenté par un chatouillement aigu dans les gencives, que vous reconnaîtrez à sa persistance à porter les doigts à sa bouche, faites-lui des frictions gencivales.

Est-il souffrant, congestionné, lui appliquer le papier Rigollot qui est, sans contredit, le meilleur des sinapismes : Je laisse la parole au Dr Brochart :

« Un de nos confrères, le Dr Lelièvre, vient de résoudre » un problème d'une haute importance et réaliser un grand » progrès dans l'hygiène infantile. Ce progrès sera vive- » ment apprécié par les praticiens qui se livrent à la méde- » cine des enfants. Il sera surtout apprécié par les mères » de famille. Je veux parler des *cataplasmes instantanés* » *au Fucus crispus.*

» Tout le monde sait quel fréquent usage on fait, dans » l'enfance, des cataplasmes de farine de graine de lin, mais » tout le monde sait aussi combien ces applications ren- » contrent de difficultés dans le premier âge, soit à cause du » poids du cataplasme ou de son odeur répugnante, soit à » cause de l'impossibilité dans laquelle on est, en présence » des mouvements continuels des petits malades, de l'entre- » tenir à une température convenable. Je ne parle pas, bien » entendu, des ennuis de la préparation du cataplasme que » tout le monde connaît. Que de fois, de jeunes mères au- » raient calmé les coliques de leurs nouveau-nés si elles » avaient eu, la nuit, un cataplasme tout prêt. Mais com- » ment se procurer en un instant, lorsque tout le monde » dort, du feu, un vase convenable, du linge et de la farine » de graine de lin *fraîche et sans mélange* ? Grâce au D^r

» Lelièvre, toutes ces difficultés n'existent plus. Une as-
» siette, un peu d'eau bouillante qu'une lampe à esprit de
» vin donne en quelques minutes, suffisent pour préparer
» un cataplasme émollient, *léger, sans odeur*, qui conserve
» toute la nuit sa chaleur initiale, et qu'une simple bande
» suffit à maintenir. Le cataplasme de farine de graine de
» lin, on peut le dire hautement, a fait son temps. Il est
» remplacé par le *cataplasme instantané*, comme le sina-
» pisme de farine de moutarde si désagréable à préparer,
» si difficile quelquefois à préparer, a été partout remplacé
» par le *papier Rigollot*. Les cataplasmes *instantanés* et
» les sinapismes *Rigollot* constituent peut-être, au point de
» vue de l'utilité, et sous une apparence bien modeste, les
» deux grands progrès du siècle dans la thérapeutique in-
» fantile. Combien de fois, en effet, le médecin se borne-t-il
» à prescrire chez un nouveau-né, des cataplasmes, des
» frictions d'huile camphrée sur le ventre, des sinapismes
» aux jambes et combien de fois cette prescription suffit-
» elle pour calmer ou pour faire disparaître des accidents
» qui semblaient d'une haute gravité. Eh bien ! cette mé-
» dication si usuelle, si puissante tout à la fois, toutes les
» mères peuvent maintenant l'exécuter dès que le médecin
» est parti, seules et sans secours étranger.

» Le cataplasme instantané est composé d'une substance
» extraite du *fucus crispus* conservée sous forme de carton
» léger. Pour l'employer, il suffit de tremper dans l'eau
» bouillante, pendant trois ou quatre minutes, une de ces
» feuilles de carton ou un simple morceau taillé de grandeur
» suffisante. La substance se gonfle rapidement, se ramollit,
» et forme un cataplasme que l'on recouvre d'une feuille
» de *gutta-percha*. Ce cataplasme peut rester appliqué

» douze heures sans perdre aucune de ses propriétés, ce qui
» est un avantage immense. Ce n'est qu'au bout de ce
» temps qu'il dégage une légère odeur commune à toutes les
» plantes marines, mais qui est bien loin d'être aussi nau-
» séabonde que celle de la farine de graine de lin.

» Lorsque le cataplasme instantané a été présenté à l'A-
» cadémie de médecine, mes savants confrères Lefort,
» Gosselin, Verneuil, Larrey, etc., en ont fait le plus grand
» éloge. Après de telles appréciation, il n'y a évidemment
» rien à ajouter. Je dirai seulement que mes honorables
» collègues, dans l'éloge qu'ils ont fait de ce cataplasme,
» n'ont envisagé que son application en chirurgie. Aucun
» d'eux n'a parlé de son emploi dans la médecine infantile.
» C'est cette lacune que je tiens à remplir. Le *cataplasme ins-*
» *tantané* est le véritable cataplasme des enfants. Il est si
» commode qu'il n'est plus, je crois, permis d'en employer
» d'autres chez les nouveau-nés. Je m'en sers constamment
» depuis quelque temps et j'en ai toujours obtenu les meil-
» leurs résultats. Aussi, ne saurais-je trop le recommander
» à mes confrères et aux mères de famille. Il y a là une ré-
» volution complète dans la médecine infantile, sous le rap-
» port de la propreté comme sous celui de la célérité.

» Ces cataplasmes, dont le dépôt est à Paris, 24, avenue
» Victoria, maison Rigollot, se trouvent chez tous les
» pharmaciens.

» Les *cataplasmes instantanés* sont contenus dans une
» jolie enveloppe sur laquelle sont inscrits leur mode de
» préparation, leur préparation, leurs propriétés, le nom
» du Dr Lelièvre. Toutes les mères doivent désormais avoir,
» dans leur armoire, à côté de la layette de leur enfant, ou

» dans leur malle de voyage, de ces cataplasmes, comme
» elles ont toutes du *papier Rigollot*. Je conseille donc à
» toutes mes lectrices de s'en procurer sans retard. Que
» de fois, pendant les grandes chaleurs et pendant la den-
» tition de leurs enfants elles auront à s'en servir ! Il existe,
» je ne saurais trop le redire, une petite pharmacie que
» toutes les mères doivent avoir chez elles : du sirop d'ipec-
» cacuanha, de l'huile camphrée, du *papier Rigollot* et des
» *cataplasmes instantanés*. Avec cela, elles attendront
» toujours l'arrivée du médecin et elles éviteront bien des
» accidents.

» Dr BROCHARD. »

(Almanach de la Jeune Mère.)

DENTITION

Soignez très attentivement la dentition, car l'enfant, à ce
moment, traverse une crise des plus critiques où des soins
très intelligents lui seront certainement d'un grand secours
pour calmer ce prurit qui engendre parfois des convulsions,
etc., etc., puis, plus tard, le confier à un dentiste habile pour
remédier à tous les défauts de la mâchoire, etc., et soigner
ces jolies perles de façon à les faire vivre autant que lui.

La Fucoglycine Gressy, *sirop composé de plantes marines*, succédanée de l'huile de foie de morue, d'un goût
agréable, est très recherché pour les enfants, dans le traite-
ment des *maladies chroniques de l'enfance*, dans la kéra-
tite et en général dans les ophthalmies chroniques de l'enfance, dans l'incontinence d'urine nocturne, maladie parfois

si rebelle ; catarrhe, coqueluche, bronchite, éruption de la peau et du cuir chevelu, angines chroniques, laryngées et pharingées, hypertrophie des amygdales, dentition difficile.

Sa puissance régénératrice se révèle surtout et d'une façon prodigieuse dans la convalescence lente ; à la pâleur de la peau succède la recoloration, qui est toujours un indice de vigueur et de santé ; la croissance exagérée, le tempérament lymphatique avec ou sans engorgements des ganglions, dans la scrofule, etc.

La Fucoglycine, produit végétal, contenant l'iode à l'état naturel tel qu'il existe dans les plantes marines, est un véritable trésor pour la thérapeutique, remplace donc l'huile de foie de morue et toutes les préparations iodiques.

Dépôt à Paris, maison Leperdriel, 9, rue Milton, et dans toutes les pharmacies.

JOUETS D'ENFANTS

Les mille riens qui l'entourent, doivent lui réjouir le cœur, et chacun sait qu'ils abondent à la maison, et ils sont aussi jolis que variés..

A la portée de son regard, la vierge Marie lui tendant les bras et l'enfant Jésus lui souriant, élèvent son âme vers Dieu, petit à petit la foi le pénètre et, avec le temps, elle l'aide à mettre un frein à ses passions. C'est là l'éducation première, celle qui, moralement parlant, a le plus d'influence dans la vie de l'homme. L'enfant élevé chrétiennement, devenu homme, la crainte de Dieu, de sa justice, l'arrêtera au bord du précipice.

DEUXIÈME ENFANCE

Voyez ces êtres-là le jour de leur première communion. Quelle simplicité ! quel charme ! je ne dis pas qu'ils ne se ressentent pas un peu de cette satisfaction de se voir si beaux, si bien habillés ; c'est un sentiment si naturel pour les jeunes filles, et les splendides costumes que Mme Ewrart, l'artiste si bien posée, exécute avec tant d'art, les rendent ravissantes.

DE L'HABILLEMÉNT

Il est de même pour les jeunes garçons ; peut-on voir quelque chose de mieux réussi que les habillements renommés à si juste titre de la Maison du Pont-Neuf, qui n'est pas au Coin du Quai.

CORSETS

Pour former la taille de la jeune fille et lui donner souplesse et élégance, un corset est indispensable ; mais, pour n'être pas préjudiciable à la santé, il exige les soins d'une habile faiseuse et je ne vois guère que madame Billard, 4, rue Tronchet, qui a résolu le problème ; son corset élastique à jours se modelant au corps et en suivant tous les mouvements, est non-seulement d'une élégance extrême, mais encore d'une utilité consacrée par l'académie de médecine de Paris.

Son corset, en tulle pour bal, est aussi séduisant qu'utile.

Nous recommandons encore d'une façon toute spéciale aux jeunes mères sa ceinture à réseaux élastiques.

C'est, à notre avis, avec sa brassière du matin, le dernier mot de la nécessité.

DES SOINS DE LA PEAU

La peau en général a besoin de soins intelligents et de tous les instants pour conserver sa finesse et son velouté...

Quant à la fraîcheur naturelle, c'est une question d'hygiène : il faut, pour la conserver, se soumettre de bonne heure à un régime sage, c'est-à-dire user de tout avec une grande sobriété et y être fidèle.

DES SOINS DE LA CHEVELURE

Les cheveux aussi doivent être l'objet d'une grande attention ; il faut maintenir la tête dans un état constant de propreté. Les cheveux gras doivent être lavés plus souvent que les cheveux secs et les chevelures grêles ont besoin de lotions stimulantes accompagnées de frictions. En ce cas, se servir de l'Eau Suprême, 2, rue Taitbout, maison Tortoni.

Il existe une foule de préparations destinées à l'entretien de la chevelure, mais toutes indistinctement ne remplissent pas leur but ; l'emploi de quelques-unes d'entre elles peut même être préjudiciable à la santé. Les plus répandues sont les pommades et les huiles ; elles doivent être fraîches et bien préparées ; quelques huiles ont l'inconvénient de rancir plus vite que les pommades ; parmi ces dernières, celles dont on peut recommander l'emploi, c'est la pommade et la Brillantine Suprême.

DE LA BROSSERIE

Les peignes doivent toujours avoir les dents très lisses; les moindres aspérités peuvent casser les cheveux ou érailler le cuir chevelu. On doit également apporter le plus grand soin dans le choix des brosses, qui doivent être de préférence, douces et à longues soies, les brosses dures n'étant possibles que pour les cheveux durs et secs, et aux cas d'atonie du cuir chevelu, il est rare de trouver ces objets dans d'excellentes conditions; aussi est-il sage de s'adresser à la maison Legavre et Cie qui se distingue pour sa bonne fabrication et qui vient d'inventer un nouveau peigne pour se teindre soi-même les cheveux sans altérer le cuir chevelu.

Legavre et Cie — Fabrique de peignes et brosserie. — Fantaisie. — Bijouterie écaille, — 60, boulevard de Sébastopol, à Paris. A la Tour d'Argent. — Récompense aux expositions. — Fournisseur breveté de Sa Majesté la reine d'Espagne. — Exportation.

Les nattes un peu serrées et peignées chaque matin sont un des moyens à employer pour conserver la chevelure longue ; les crêpés fatiguent les cheveux ; le chignon, quand les cheveux sont trop tendus, cause du malaise au cou. En général, les cheveux ont besoin d'air; il ne faut donc pas les étouffer sous une trop grande quantité de postiches qui ont encore l'inconvénient d'indisposer par leur poids ; je sais qu'il est fort difficile de trouver le bon goût, l'élégance, unie à la légèreté.

POUR ARRÊTER LÀ CHUTE DES CHEVEUX
ET LES FAIRE CROITRE

Pour arrêter la chute des cheveux, on peut se servir de l'Eau Suprême. Cette eau, préparée par une de nos célébrités médicales est sans rivale ; 2, rue Taitbout, maison Tortoni.

Lorsqu'on a subitement perdu sa chevelure à la suite d'une maladie, il est bon d'avoir recours à M. Malleron, chimiste-botaniste, 110, rue de Rivoli, qui est le seul jusqu'ici qui soit parvenu à dérober à la Botanique le secret d'un spécifique qui produit des effets véritablement merveilleux dans la cure de ces sortes de maladies, arrêtant ainsi et instantanément la chute des cheveux la plus rebelle. Pour M. Malleron, la calvitie n'est qu'un vain mot, et nous avons vus les crânes les plus dénudés ressembler à de véritables forêts.

Pour les faire repousser, il est indispensable de se servir de l'Eau Suprême, 2, rue Taitbout, maison Tortoni ; voir plus haut, pages 23 et 24.

APPAREILS THERMOSTATIQUES
DE
L. ET L. BOPP DU PONT FRÈRES
5, rue Taranne, 5
PARIS

UTILISATION RATIONNELLE DE LA CHALEUR ET DU FROID

Biberon Thermostatique pour enfants et maladies, gardant le lait et la tisane chauds sans feu. Prix : 6 francs. — Il est en usage dans les Crèches de Paris. (Voir le n° du *Journal officiel* du 17 septembre 1874.)

Appareils Thermostatiques. — Appareils à robinet pour établissements, 38 fr. ; appareils porte-repas, 26 fr. ; d° pour famille contenant 6 litres, 22 fr. ; d° pour ouvrier contenant 1 litre, 6 fr. 50 c. Ces appareils cuisent sans feu et conservent aussi la glace. — Feutre pour machines, 0m 80 long, 0 60 large, épaisseur 0m 018, 2 fr. 50 la feuille. Placé sur les tuyaux conducteur de vapeur, il assure une grande économie de combustible, évite la condensation et la congélation. Il est indispensable dans les usines. Feutres de toute toile, goudronnées ou non pour l'industrie.

Récompenses obtenues aux Expositions. — Médailles de Bronze, Argent, Vermeil, etc., et Diplôme d'honneur.

FOULARDS
A 3 FR. INUSABLES A 3 FR.
ENTREPOT GÉNÉRAL
114, RUE DE RIVOLI, 114

F. HUBERT

HERBORISTE DE 1ʳᵉ CLASSE

1, rue de Port-Mahon, 1, Paris

(PLACE GAILLON)

Topique contre Engelures, Brûlures, Dartres, Feu du rasoir, Taches de rousseur, Démangeaisons, Inflammations, Gerçures des seins et des mains, etc., etc.

POUDRE CHINOISE CONTRE TOUS INSECTES

Dentifrice pour les soins de la bouche, le seul qui guérisse les douleurs de Dents.

PHARMACIE DE LA PLACE DU THÉATRE-FRANÇAIS
2, Place du Théâtre-Français, 2

POUDRE	ALBATRINE	SACHETS
DE CENDRILLON	de CIRCASSIE	ATALANTE
Permettant de chausser très-étroit en prévenant le gonflement des Pieds et la transpiration.	PRODUIT MERVEILLEUX Ayant la propriété de conserver les SEINS dans un état constant de FERMETE et de BLANCHEUR	D'une efficacité absolue contre les œils de perdrix ; prévient les cors et conserve les formes gracieuses du pied des dames.

Spécialité de Vins de Quinquina et d'Huiles de Foie de Morue
PARFUMERIE HYGIÉNIQUE DE SANTÉ
SPÉCIALITÉS FRANÇAISES ET ÉTRANGÈRES

LE MERVEILLEUX

16 OUTILS EN UN SEUL

REMPLAÇANT AVANTAGEUSEMENT LA BOITE A OUTILS

Petit, 10 fr.; Moyen, 12 fr.; Grand, 25 fr.

L. GAISSER, fabricant, boulevard Montmartre, 19

PARIS

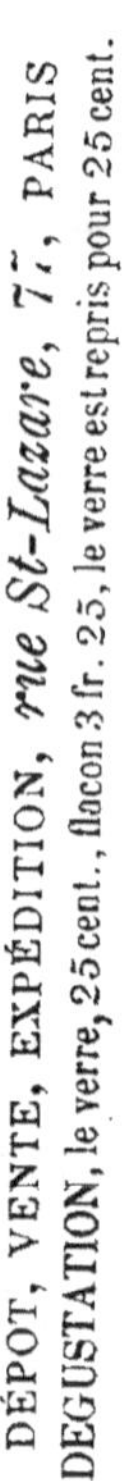

DÉPOT, VENTE, EXPÉDITION, rue St-Lazare, 77, PARIS
DÉGUSTATION, le verre, 25 cent., flacon 3 fr. 25, le verre est repris pour 25 cent.

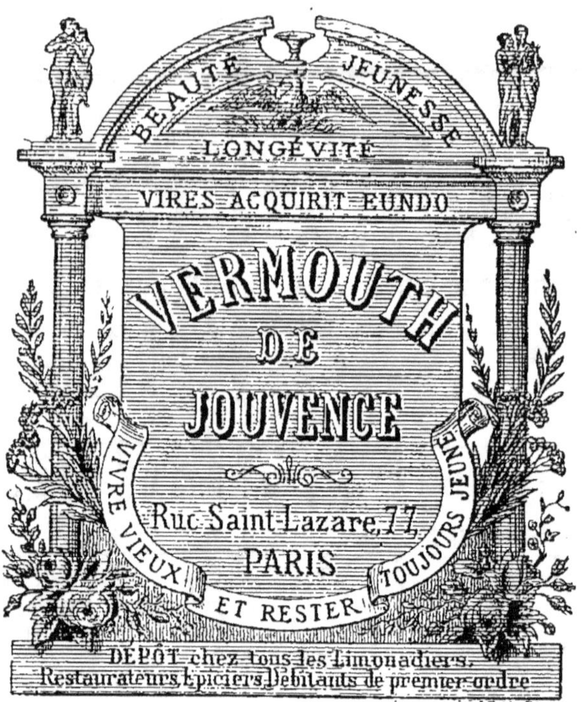

BEAUTÉ
JEUNESSE
LONGÉVITÉ
VIRES ACQUIRIT EUNDO
VERMOUTH DE JOUVENCE
VIVRE VIEUX ET RESTER TOUJOURS JEUNE
Rue Saint-Lazare, 77
PARIS
DÉPOT chez tous les Limonadiers,
Restaurateurs, Épiciers, Débitants de premier ordre
Usine à Turin, renseignements gratuits pour l'entretien de la beauté, au dépôt, rue St-Lazare, 77—DÉPOT des dragées d'Anti-Nicotine du Docteur Licke

LES PRODUITS

DE LA

Maison Vve RECLUZ

58, rue Sainte-Placide, à Paris

ONT ÉTÉ RÉCOMPENSÉS

D'une MÉDAILLE D'ARGENT

A L'EXPOSITION INTERNATIONALE DE PARIS
1875
(Au Palais de l'Industrie)

L'Huile Péruvienne. — Le Régénérateur. — Cold-Cream Recluz, supérieur. — Eau du Docteur Huffeland. — La Merveille de Jouvence. — Anterugine. — Eau Philocosmine. — Extrait de fleurs d'Agroca.

Produits approuvés par plusieurs médecins de la Faculté de Paris

---

FABRIQUE ET VENTE :
Au premier, 58, rue Sainte - Placide, à Paris,
(En face la rue du Bac).

PARIS. — IMPRIMERIE V. FILLION ET Cᶜ, RUE DES MARTYRS, 18